NOUVELLE DÉCOUVERTE

DANS L'ART OU SCIENCE

DE LA MÉDECINE

Pour soulager instantanément et guérir les fièvres épidémiques
de la vérole ou variole noire ou confluente, les fièvres muqueuses, typhoïdes,
cérébrales, etc., etc.

PAR

J.-B.-I. PETITÉ, de Chalindrey (Haute-Marne)

Auteur des tableaux synoptiques, pour apprendre de suite l'arithmétique
aux jeunes écoliers tout en s'amusant.

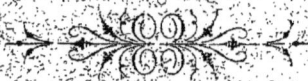

LANGRES

IMPRIMERIE LEPITRE-RIGOLLOT
9, Rue du Petit-Cloître, 9

1890

NOUVELLE DÉCOUVERTE

DANS L'ART OU SCIENCE

DE LA MÉDECINE

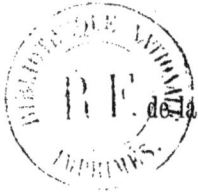

Pour soulager instantanément et guérir les fièvres épidémiques de la vérole ou variole noire ou confluente, les fièvres muqueuses, typhoïdes, cérébrales, etc., etc.

PAR

J.-B.-I. PETITÉ, de Chalindrey (Haute-Marne)

Auteur des tableaux synoptiques, pour apprendre de suite l'arithmétique aux jeunes écoliers tout en s'amusant.

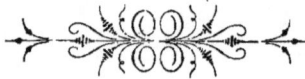

LANGRES

IMPRIMERIE LEPITRE-RIGOLLOT

9, Rue du Petit-Cloître, 9

—

1890

NOUVELLE DÉCOUVERTE

DANS L'ART OU SCIENCE

DE LA MÉDECINE

ET DES PLUS NÉCESSAIRES

OU FORMULE MÉDICALE

Composée par J.-B.-I. PETITÉ, de Chalindrey (Haute-Marne)

Auteur d'une méthode synoptique pour apprendre seul l'arithmétique

La communication de la formule de ce médicament a été faite à M. le Recteur de la Faculté de médecine de Dijon, et le récépissé en a été donné par une lettre datée du 19 avril 1871.

Ire PARTIE

Ce médicament préserve et guérit de la petite vérole, appelée variole noire où confluente, ainsi que des fièvres épidémiques, muqueuses, typhoïdes, cérébrales, intermittentes, névralgies, rhumatismes, angines, dartres vives, paralysie, etc. Il est composé de six plantes dont nous ne voulons pas ici analyser les principes et la vertu médicale; nous prions le lecteur de se renseigner dans les livres qui traitent de la botanique et de la chimie.

Si ces plantes étaient employées seules ou séparément, elles ne pourraient procurer la guérison des maladies que nous venons d'indiquer; c'est par la réunion des six remèdes — l'association augmentant et multipliant la puissance curative — que l'on obtiendra un résultat satisfaisant. Un verre, un demi-verre, ou même seulement quelques cuillerées à bouche augmentent de suite la santé à celui qui la possède déjà : on le reconnaît d'après les pulsations du pouls et le bien-être que l'on éprouve.

Ce médicament convient à toutes les personnes et à tous les âges, depuis les premiers temps de la vie jusqu'à la vieillesse; le moribond, sur le point d'entrer en agonie, en demande encore quelques gouttes pour le soulager et lui prolonger la vie en le fortifiant et en lui calmant ses douleurs.

L'auteur de cette découverte n'a pas voulu en faire un secret pour chercher à faire fortune; au contraire, dans un but d'humanité, il a fait des dépenses, en la faisant imprimer et publier par les journaux : ce qui a rendu un grand service à une multitude de malades, dans les épidémies de 1870 à 1871, et autres maladies. Pour convaincre le lecteur de la vérité de ce que nous venons de dire, nous allons reproduire quelques attestations, certificats des personnes guéries par cette formule médicale, dont nous allons écrire la composition.

PRENDRE : 10 grammes de feuilles de noyer, sèches ou vertes,
6 grammes de quinquina rouge et à défaut se servir des autres variétés,
2 cuillerées à bouche de graine de lin,
3 grammes de fleurs et de racine de guimauve (1),
3 grammes de fleurs de tilleul,
3 grammes de thé des meilleures variétés,

(Ces plantes ou simples se trouvent dans toutes les bonnes pharmacies).

(1) Les familles qui possèdent un jardin, feront bien d'y cultiver quelques plantes de guimauve, d'angélique et de mélisse, pour les avoir toujours sous la main pour s'en servir au besoin : une fois entrées dans un jardin elles y demeurent.

La condition essentielle du succès est que ces plantes n'aient perdu, d'une manière quelconque, aucune de leurs propriétés ou vertus médicinales.

Mettre ces plantes dans un litre d'eau pure en ébullition et surveiller; laisser infuser environ une demi-heure, afin de laisser à l'eau le temps de s'approprier les vertus médicinales des plantes, sucrer ensuite et donner au malade soit par cuillerée à bouche soit par 1/4 de verre, par intervalle de temps et selon son besoin, en ajoutant dans cette infusion une pincée de racines et graines d'angélique ou de mélisse : elle est plus délicieuse à boire (1).

Cette infusion paraît bien proportionnée pour les enfants atteints de l'épidémie de la fièvre variole ou vérole, puisqu'ils sont tous guéris dans les vingt-quatre heures et peuvent courir les rues ; ce qui a été remarqué dans les villages de Balesmes et Chalindrey (Haute-Marne), ce qui donne la preuve que la dose des plantes ou simples et la quantité d'un litre n'est pas proportionnée pour les grandes personnes. Au village de Lecey (Haute-Marne) on s'est plaint aussi de la petite quantité de chaque plante et de ne boire qu'un litre d'infusion, notamment M. Petit-Jean-Collin; atteint à l'âge de 66 ans et ayant le visage et la tête énormément enflés. *(Nous donnons tous les renseignements afin que les malades et les personnes chargées de les soigner puissent apprécier pour le mieux la dose à employer).*

Cependant quoique ce médicament guérisse à toutes les phases et périodes de la maladie, il ne faut pas s'y prendre trop tard et laisser graver sur le visage les empreintes du terrible fléau. Mademoiselle M. F., de Chalindrey, ayant été atteinte avec une extrême gravité, se félicite de s'être servie à temps de ce remède, qui non-seulement lui a conservé la vie, mais encore l'a empêchée d'être défigurée.

Il est peut-être inutile de dire ici que malgré toutes les découvertes que la science de la médecine puisse faire encore pour guérir les malades, on aura toujours besoin du médecin et lui-même malade fera venir son confrère pour lui demander ses conseils et ses soins.

(1) Plusieurs personnes ont l'habitude d'utiliser les marcs de cette infusion en les faisant rebouillir pour redonner avec profit cette nouvelle infusion au malade.

Epidémie variolique à Coiffy-le-Haut 1870 à 1871

Que le lecteur ne soit pas surpris si nous lui mettons sous les yeux une quantité d'attestations, certificats et renseignements. Cette formule médicale a précédemment été imprimée à un très grand nombre d'exemplaires; dans le village de Chalindrey il en a été remis à chaque famille.

Témoignage de Mme sœur Appolinaire, garde-malade des personnes atteintes de cette maladie et qui ont été guéries par le médicament, et a donné par sa lettre du 17 août 1871 les noms que nous allons mettre sous les yeux du lecteur. Notez que cette épidémie était grave, environ quinze personnes moururent : celles qui ne s'étaient pas servies de ce nouveau médicament.

Marie Puset.	Mme Chapeau.
Louis Fontaine.	Auguste Bredelet.
Clémence Camus.	Annette Este.
Emile-Denis Malache.	Louis Pey.
Marie Bouvier.	Charles Duvoisin.
Mme Colotte.	Célestine Péchiné.
Marie Rigot.	Eudel.
Mme Boulanger.	Louise Duvoisin.
Augustine Begansaire.	Charles Vergus.
Marcilley fils.	Maria Connelies et son
Alixe Balance.	mari.
Maria Rigot.	Constance Teveny.

Effet surprenant de cette formule des six médicaments réunis par infusion pour guérir les fièvres épidémiques, muqueuses, typhoïdes, cérébrales ; quoique les expériences ne soient pas en grand nombre, cependant elles sont parfaitement concluantes.

Mme veuve Mettrier-Brugnon, de Chalindrey, certifie que, sa fille Marie, âgée de 14 ans, atteinte de fièvre muqueuse et typhoïde depuis trente-six-jours et étant entrée en agonie, elle lui donna à boire quelques cuillerées à café de cette infusion qui lui donna la force d'expectorer une matière liquide, comme marbrée jaune, vert, noir, en quantité d'environ un demi-litre, et ensuite elle demanda à manger et à boire pendant quinze jours. Son fils Nicolas Mettrier, âgé de dix-huit ans, atteint des mêmes fièvres et cérébrales tellement fort qu'il fallait quatre hommes pour le maintenir dans son lit, but de cette infusion et dans la même nuit les fièvres furent éteintes. Mme Mettrier certifie aussi s'être servie de cette formule pour son mari et pour elle-même pour réparer leurs forces et leur santé perdues par tant de tribulations, de jeûne et de travail. Maria Petit, de Chalindrey, âgée de 18 ans, atteinte de fièvres muqueuse, typhoïde, cérébrale, fut guérie de suite par cette infusion.

M. P., de Chalindrey, atteint des mêmes fièvres, s'est servi avec avantage de cette formule.

Trois demoiselles demeurant à Perrogney (Haute-Marne) atteintes de fièvres épidémiques (muqueuse et typhoïde) se sont servies de ce remède et ont été guéries de suite.

Mme Ve Martin-Mongin, à Cohons (Haute-Marne), certifie que sa fille Amélie, âgée de huit ans, gravement malade de fièvre muqueuse depuis longtemps, s'est servie de ce médicament et a été soulagée et guérie de suite.

Mlle Lucie Magnier, de Saint-Vallier (Haute-Marne), atteinte de fièvre muqueuse, s'est servie de ce remède et a été aussitôt soulagée ; quelques jours après elle travaillait à la campagne.

M. Claudon Brugnon, de Violot (Haute-Marne), certifie qu'étant atteint de fièvres intermittentes depuis plusieurs mois, ainsi que son fils, se ils sont servis de ce remède et ont été guéris.

M. Oudot, de la Gingeolle, écart de Chalindrey (Haute-Marne), certifie que son fils, âgé de huit ans, étant atteint de fièvres intermittentes avec frissons ou chaleur tremblante depuis une année pour s'être baigné les jambes dans une mare, s'est servi de ce médicament et a été guéri le lendemain sans rechute.

Épidémie variolique à Balesmes (Haute-Marne) 1870-1871

Noms indiqués des personnes qui se sont servies avec avantage de cette formule pour combattre et guérir cette terrible maladie :

Chez MM. Miot, cinq personnes atteintes		5
Gérard Nicolas, cinq personnes		5
Gauthier François, deux personnes		2
Gérard Louis, trois personnes		3
Lamats Nicolas, trois personnes		3
Total des personnes guéries		18

Épidémie variolique à Lecey (Hte-Marne) 1870-1871

Noms indiqués des personnes qui se sont servies avec avantage de cette formule :

M. Colin-Petit-Jean, âgé de 65 ans, maladie grave.

Marie Colin.

Jules Bontemps.

Félicie Bontemps, âgée de 16 ans.

Épidémie variolique grave à Chalindrey (Haute-Marne)

Mlle Delphine Hyenveux, de Chalindrey, certifie avoir été atteinte de la vérole ou variole et avoir été guérie dans une journée, sans convalescence, après s'être servie de la découverte de J.-B.-I. Petité. 25 mars 1871. Sa sœur, Philomène Hyenveux, atteinte aussi de l'épidémie, a été guérie de suite.

M. Tisserand-Balland, demeurant aux Archots, écart de Chalindrey (Haute-Marne), certifie qu'étant atteint, ainsi que son fils, de la vérole ou variole ils ont été guéris de suite.

M. Bernard, employé à la gare de Culmont-Chalindrey, certifie que ses enfants, atteints de la vérole ou variole, ont été guéris.

Mme Anne Denis-Nicard, âgée de 26 ans, à Chalindrey, certifie qu'étant atteinte de la vérole au variole avec complication de rhumatismes articulaires, elle a été guérie en trois jours sans convalescence.

Mlle Marie Rollin, demeurant à Chalindrey, certifie qu'étant atteinte de la vérole ou variole, elle s'est servie du remède découvert par J.-B.-I. Petité et a été parfaitement guérie, un jour après s'en être servie.

Noms des familles de Chalindrey qui se sont servies avec avantage du remède :

Daprey.	Brugnon Francois.
Brugnon Claude.	Oudot-Varney.
Frérot Ambroise.	Salomon.
Perrot.	Demongeot J.-B.
Tisserand.	Guidel Justin.
Creux.	Tripet.
Arnoult Alyre.	Balland.
Terrasson.	Perrot.
Vaillant.	Demongeot Nicolas.
La famille Morizot.	Degand.
Rollin.	Guillaume.
Gradelet, facteur.	La famille Boudes.
Magnier.	Frossard.
Rallet, charron.	Mielle-Balland.
Regnier-Arnoult.	Morizot Joseph.

Miot.	Maréchal-Regnault.
Garnier V.-C.	Durand.
Clerc.	Regnault Nicolas.
Desserrey Génuyt.	Oudot A.
Courtot.	Oudot.
Varin.	Coriot.
Demongeot, facteur.	Mouilleron.
Drouot.	Adrien.
Mouilleron.	Lallement.
Arnoult.	Clément-Mast.
Vinetet.	Mlle Sarazin.

Si nous avons commis quelques erreurs dans la liste des noms des personnes malades, nous prions de nous les signaler ; nous nous empresserons de les réparer. Nous dirons pour terminer que cette terrible épidémie a occasionné la mort d'environ vingt personnes à Chalindrey, Coiffy-le-Haut, Balesmes, Violot ; beaucoup de malades ont eu une longue convalescence. Les personnes qui se sont servies du remède indiqué plus haut ont été guéries de suite et particulièrement les enfants ; on les a vus courir les rues dans les vingt-quatre heures.

Au village de Noidant-le-Rocheux (Haute-Marne), quatre personnes se servirent de cette formule pour se guérir de cette affreuse maladie. Plusieurs personnes atteintes de cette maladie, à Langres (Haute-Marne), ont été de suite parfaitement guéries, entre autres M. Moussu, boulanger.

MERVEILLEUX EFFETS DE CE MÉDICAMENT

POUR SOULAGER
ET GUÉRIR LES MALADIES SUIVANTES

Névralgies

M. Bernard, employé à la gare de Culmont-Chalindrey (Haute-Marne), certifie que son épouse, atteinte de très graves névralgies et autres maladies, qui lui faisaient garder le lit depuis une année, s'est servie de ce médicament et fut aussitôt soulagée et fit la besogne du ménage le lendemain. (Janvier 1875).

M. Mortet, âgé de 45 ans, buraliste et épicier, à Culmont (Haute-Marne) certifie qu'étant atteint de la goutte sciatique dans les deux jambes, rhumatismes à l'estomac et névralgies, par suite de ses campagnes de Crimée, il s'est servi de ce médicament et a été guéri. (Janvier 1875).

M. Jean Drouot, de Culmont (Haute-Marne), certifie que sa fille, atteinte de névralgies graves, a été soulagée de suite et guérie en se servant de ce remède.

Paralysie

M. Caubert, curé de Chalindrey, âgé de 50 ans, était atteint depuis cinq ans d'un rhumatisme articulaire. Depuis six mois il avait perdu l'appétit et ressentait des douleurs très vives occasionnant l'insomnie ; paralysie entière du bras droit. Ayant fait usage de la découverte le 15 février 1870, il se sentit soulagé ; dès les premiers verres de tisane, les douleurs diminuèrent et 24 heures après son bras était revenu à son état normal ainsi que sa santé ; lui-même l'a affirmé à l'auteur de la découverte.

M. Habert-Simonel, cultivateur à Saint-Vallier (Haute-Marne), atteint de paralysie et de rhumatisme, s'est servi de ce remède et a été guéri de suite, selon son rapport à l'auteur de la découverte.

M. Claudon, aubergiste à Culmont (Haute-Marne) certifie que sa petite fille, âgée de vingt mois, atteinte de très fortes convulsions et paralysie des jambes, a été guérie presque instantanément. (1er janvier 1875).

M. Simonel, jardinier au château du Pailly (Haute-Marne), certifie qu'étant atteint de goutte sciatique depuis six années, l'empêchant de travailler, il s'est servi de cette découverte et a été guéri.

N. Colin Voyman, âgé de 35 ans, de Lecey (Haute-Marne), atteint de paralysie aux deux mains depuis un an, s'est servi de ce remède en en prenant une cuillerée à bouche tous les quarts d'heure, et dans les vingt-quatre heures ses mains étaient guéries et il reprenait ses travaux des champs.

M. Rouselot père, âgé de 78 ans, de Saint-Maurice (Haute-Marne), atteint de douleurs dans un bras depuis plusieurs années, fut soulagé et guéri.

M. Turbain-Carbillet, âgé de 72 ans, de Saint-Vallier (Haute-Marne), ayant une tumeur à la main et au genou depuis plusieurs années, fut guéri de suite.

M. Valot-Baudot, de Culmont, certifie qu'étant atteint de violentes douleurs au bras depuis neuf mois, par suite d'une chute, il a été guéri de suite.

M. Simon Dangien, âgé de 58 ans, de Corlée (Haute-Marne), certifie qu'étant atteint d'une tumeur très volumineuse à l'épaule depuis quatre ans, il s'est servi de ce médicament et a été guéri.

M. Didier Simonel, de Saint-Vallier (Haute-Marne), atteint de rhumatismes articulaires avec paralysie complète, s'est servi de ce médicament et le lendemain allait à la campagne.

Mlle Blanchard âgée de 17 ans, de Lecey (Haute-Marne), estropiée par une tumeur blanche à la jambe, avec fièvre, perte d'appétit, refroidissement de tous ses membres, tumeur et ulcère à la figure, s'est servie de ce médicament et la santé lui est revenue.

M. Henri Baudot, de Chalindrey (Haute-Marne, certifie qu'étant atteint de rhumatisme dans une jambe, le gênant dans la marche depuis longtemps, il se servit de ce médicament et fut guéri.

Rhumatisme articulaire

avec complication de goutte confirmée

François Augé, âgé de 81 ans, bûcheron marchand de bois, lieu dit bois Guyotte, de Violot (Haute-Marne), atteste avoir été atteint, il y a dix ans, de rhumatisme articulaire, avec complication de goutte confirmée, pendant huit mois, déclaré inguérissable, perte de force et d'appétit.

Il s'est servi de la formule médicale susdite, et a pris deux litres en huit jours, sans sucre.

Le premier jour, l'appétit revint fortement; le second jour, oscillations de travail dans les articulations des épaules et autres membres.

Le malade allait de mieux en mieux; au bout d'un mois, étant parfaitement guéri, il a pu reprendre ses travaux de bûcheron.

Goutte sciatique

M. Félix Garnier, du Foultot, écart de Chalindrey (Haute-Marne), certifie qu'étant atteint de goutte sciatique et névralgie, il a été guéri de suite par ce médicament.

M. Viard Mouilleron, de Saint-Vallier (Hte-Marne), atteint de goutte sciatique depuis 3 ans, guéri.

Dartres vives

M. Nicolas Breiller, âgé de 72 ans, de Culmont (Haute-Marne), atteint de dartres vives lui enveloppant les deux jambes, depuis les genoux jusqu'à l'extrémité des pieds, lui causant des douleurs insupportables; s'est servi de ce médicament et aussi s'est lavé les jambes avec les marcs. Après 15 jours les jambes ont été guéries jusqu'à la cheville, et au bout d'un mois les pieds étaient guéris; il a pu remettre des chaussures et travailler à la campagne.

Chancres et plaies de cette nature.

Mettre dans un litre d'eau en ébullition une poignée d'orge, 2 cuillerées de graine de lain, 6 grammes de feuilles et fleurs d'oranger, 5 grammes de fleurs de tilleul, 2 escargots, (si on peut se les procurer), les essuyer, casser la coquille, ôter les intestins et les mettre dans l'infusion. Donner par quart ou demi verre avant le repas.

Les marcs de cette infusion peuvent être être appliqués sur les plaies, boutons, rousseurs etc., etc.

Dans le cas ou on aurait des croûtes dans les narines et qu'elles exhaleraient une mauvaise odeur, en injecter un peu dans le nez.

Néphrétique

Mme Cothenet, de Culmont, certifie que son mari, âgé de 79 ans, alité de coliques néphrétiques et étant arrivé à la période de l'agonie, s'est servi du médicament découvert par J.-B. Petité, de Chalindrey, a été soulagé et guéri de suite, se livrant ensuite aux travaux de la campagne.

La réussite a été la même à Châtenay-Macheron, à Chaudenay, à Chalindrey.

M. Guiot père, âgé de 70 ans, de Châtenay-Mâcheron (Haute-Marne), a affirmé à l'auteur que, étant atteint de la néphrétique dite périodique, (il fallait quinze bains pour calmer) il s'est servi de sa formule médicale et a été guéri de suite sans rechute, sa santé a été améliorée et il continua à faire les travaux de la campagne.

Aliénation mentale

Madame G. V. de Chalindrey (Haute-Marne), atteinte depuis six semaines, surveillée continuellement, a absorbé le médicament auquel on a ajouté un peu de mélisse angélique, camomille romaine, racine de gentiane une pincée ; aussitôt elle fut guérie, disant que sa maladie était descendue par les urines; elle n'a jamais eu de rechute.

Maladie de cœur

Dans le cas ou la maladie de cœur produirait de l'irritation ou de l'échauffement, ajouter à l'infusion deux escargots (1), ne pas les laver avant de s'en servir, les essuyer seulement avec un linge, puis casser la coquille pour en retirer le limaçon auquel on n'enlèvera que les intestins, mettre ces limaçons dans l'infusion composée selon la formule et faire bouillir en surveillant; boire par cuillerée ou 1/4 de verre. L'infusion, d'un goût exquis et très agréable à boire, doit se prendre en se couchant. L'auteur lui-même en a été atteint, d'après le docteur M. M., de Langres, et en a fait usage (2).

M. Thirion de Violot (Haute-Marne), atteint depuis 10 ans, s'en est servi et a été soulagé.

M. Simonel père, marchand de chevaux à Saint Vallier, fut également soulagé; a recommencé à sortir de chez lui.

Mme Rabtrer, de Celsoy (Haute-Marne), fut soulagée.

(1) Dans les saisons où les escargots sont endormis dans leur coquille, bien s'assurer s'ils ne sont pas péris avant de s'en servir.

(2) Un légume, le topinambour, paraît utile pour rectifier les battements intermittents du cœur. Ce tubercule qui ressemble à la pomme de terre se prépare de la même manière.

Hémorragie nasale ou du nez

M. Lami, du Pailly (Haute-Marne), certifie que son fils, âgé de quinze ans, atteint d'hémorragie nasale quotidienne et anémique depuis bien des années, s'est servi de ce remède et a été guéri de suite; il est devenu très fort.

M. Jean Hémery, cultivateur à Heuilley-le-Grand (Haute-Marne), certifie que sa fille Victorine, âgée de 12 ans, atteinte d'anémie, s'est servie de la formule de J.-B.-I. Petité, de Chalindrey; sa santé lui est revenue de suite.

Heuilley-le-Grand, le 15 janvier 1876.

Maladie de foie

M. Noblot, de Cendrecourt (Haute-Saône), affirme qu'atteint d'une maladie de foie très grave, s'est servi de la formule médicale et a été parfaitement guéri.

Maladie des yeux, humeurs, enflamations

M. Félix Garnier, cultivateur au Foultot (écart de Chalindrey) atteint de grande douleur et humeurs aux yeux, s'est servi de la susdite formule médicale en s'en lavant les xeux à l'extérieur et fut guéri de suite.

Un ouvrier terrassier, demeurant à la gare de Chalindrey, atteint de la même maladie, a été guéri de suite.

Vieillesse

Mlle Jeannette, âgée de 88 ans, demeurant à Langres, rue du Bie; sa bonne la voyant perdre ses forces chaque jour par suite de la perte d'appétit, lui donna à boire l'infusion de cette formule médicale et aussitôt l'appétit et les forces lui revinrent.

2ᵉ PARTIE

Bronchite chronique

2ᵉ Découverte, par le même auteur, pour guérir les bronchites chroniques réputées par la science comme étant inguérissables.

L'auteur lui-même, atteint d'une bronchite chronique, d'après l'auscultation du célèbre docteur C., de la ville de Langres, de celle réputée inguérissable, fut de suite guéri par sa découverte.

M. Louis-Alfred Hyenveux, de Chalindrey (Haute-Marne), était atteint d'une bronchite grave avec complication de maladie d'estomac; dès le premier jour, la toux cessa et au bout de quelques jours il était parfaitement guéri.

M. Couturier-Guérin, âgé de 52 ans, de Chalindrey, étant atteint d'asthme depuis 20 ans, en dernier lieu avec oppression, perte de force et d'appétit, fut tellement soulagé que, dans les 24 heures, il a pu aller travailler à la campagne. Sa belle-mère, Françoise Guérin, âgée de 72 ans, atteinte de rhume, d'oppression, perte de sommeil et d'appétit, a été guérie de suite après avoir pris ce médicament.

M. Boudes-Couturier, de Chalindrey, fabriquant de meules à aiguiser, atteint d'une bronchite pulmonaire très grave, occasionnée par la poussière de grès, certifie avoir éprouvé un grand soulagement dans cette maladie.

M. Pérot Auguste, âgé de 47 ans, demeurant à Chalindrey, certifie que, atteint d'un rhume avec crachement de sang, douleurs au côté, et s'étant servi de ce médicament, le même jour la toux a diminué, le crachement a cessé, ainsi que le point de côté, et dans les 24 heures il a pu reprendre son travail.

Mᵐᵉ Julie Morel, veuve Bresson, de Chalindrey, certifie qu'étant atteinte de rhume et oppression nuit et jour, elle s'est servie de ce médicament et dans la même nuit l'oppression et le rhume ont disparu, et elle continue à se bien porter.

M. Tripet fils, âgé de quatorze ans, atteint d'une bronchite avec perte totale d'appétit et de force, s'est servi du médicament; dans la même journée la toux a cessé et l'appétit est revenu.

Ce médicament prolonge la vie aux phtisiques lorsqu'ils sont entièrement perdus.

M. Oudot, capitaine en retraite, maire de Chalindrey, certifie que Mammès Mouilleron, fabricant de meules, atteint de phtisie pulmonaire, arrivé à la dernière période, d'après le docteur L. : toux continuelles, expectorations verdâtres, amaigrissement extrême, sueurs nocturnes abondantes, douleurs aux jambes, perte d'appétit, faiblesse extrême ; le susdit malade s'étant servi des médicaments découverts par J.-B. Petité, pour les maladies de poitrine, dès la première nuit la toux a diminué des trois quarts, les sueurs nocturnes ont cessé, la force lui est revenue, ainsi que l'appétit; il nous paraît certain que sa vie lui a encore été prolongée plus de six mois.

Le soussigné Cressot, garde forestier à Chalindrey (Haute-Marne), dans un but d'humanité, déclare que le sieur Daprey Nicolas, âgé de 50 ans, manœuvre à Fayl-Billot (Haute-Marne), étant atteint de bronchite pulmonaire depuis 18 mois, était arrivé à la dernière période : toux continuelle, expectorations verdâtres, perte totale de force et d'appétit. S'étant servi d'un médicament découvert par J.-B. Petité, de Chalindrey, contre la phtisie pulmonaire, il a vu le rhume diminuer, les forces lui revenir, et a pu continuer son travail jusqu'à sa mort. Je suis bien persuadé que cette nouvelle découverte a prolongé la vie du malade, qui me l'a affirmé plusieurs fois, regrettant de ne l'avoir pas connu plus tôt.

Le sieur Rouard, âgé de 28 ans, marchand de bois à Violot (Hte-Marne), certifie qu'étant atteint d'une bronchite pulmonaire depuis trois ans, il était arrivé à la dernière période : toux continuelle avec oppression, perte totale de force et d'appétit. Aussitôt qu'il s'est servi du remède découvert par J.-B.-I. Petité, de Chalindrey, la toux et l'oppression ont presque entièrement disparu, l'appétit est revenu et dès le lendemain on le voyait se promener dans les rues de Violot, à l'étonnement des habitants du village. Le malade

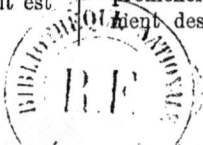

regrettait de n'avoir pas connu le remède plus tôt.

Mme veuve Nicolas Vauthelin, de Violot, certifie que son fils, âgé de sept ans, atteint de phtisie pulmonaire grave, occasionnée par une chute dans une mare d'eau le 25 décembre, s'est servi de la découverte de J.-B. Petité, de Chalindrey, a été soulagé instantanément et quelques jours après allait à l'école.

Dans la crainte d'ennuyer le lecteur et pour ne pas multiplier l'écriture, nous abrégerons le plus qu'il sera possible dans la narration des maladies en question ; nous indiquerons seulement les noms des personnes qui se sont servies des découvertes de J.-B. Petité.

M. Prudent, meunier à Cohons, était atteint, par suite d'une fluxion de poitrine, de rhume, oppression, asthme, depuis trois ans, avec perte de force et d'appétit il a été soulagé instantanément après s'être servi du remède indiqué plus haut et trois jours après il conduisait sa charrue.

M. Jacques Thirion, âgé de 75 ans, du Pailly (Haute-Marne), atteint d'une bronchite chronique depuis très longtemps, fut guéri de suite.

M. J.-B. Belin, âgé de 68 ans, vigneron au Pailly, atteint de bronchite et d'asthme, fut soulagé.

M. Varney-Prudent, âgé de 69 ans, maçon au Pailly, atteint de bronchite, asthme, oppression, fut soulagé et put reprendre son travail.

M. Gaudiot, âgé de 70 ans, au Pailly, atteint d'asthme, oppression, enflure aux jambes, par suite de pleurésie et de fluxion de poitrine, a pu travailler à la campagne.

Mme X..., du Pailly, atteinte d'asthme, oppression, a été guérie.

Mlle Moussus, âgée de 9 ans, à Verseilles-le-Haut (Haute-Marne), atteinte d'une bronchite grave et chronique depuis plusieurs années, a été parfaitement guérie en quelques jours.

M. Détourbet François, âgé de 62 ans, à Verseilles-le-Haut (Haute-Marne), toussant depuis six ans, avec expectorations jaunes et vertes depuis deux mois, a été presque entièrement guéri en dix jours.

M. Tartarin-Jaugey, âgé de 64 ans, de Saint-Geosmes (Haute-Marne), atteint de bronchite et d'asthme, fut guéri de suite.

M. Didier Tartarin, âgé de 66 ans, de Saint-Geosmes, atteint de rhume et d'asthme, fut guéri de suite.

M. Détourbet-Mongin, de Saint-Geosmes, atteint de maladie d'estomac et d'oppression, fut guéri de suite.

M. Moussus-Caumont, âgé de 28 ans, à Bourg (Haute-Marne), atteint depuis bien des années d'une bronchite chronique, fut guéri de suite.

M. Baudoin François, âgé de 62 ans, cultivateur à Noidant-le-Châtenoy, atteint d'une bronchite chronique depuis 2 ans, fut guéri.

Mme Claude Parmin, âgée de 77 ans, de Noidant-le-Châtenoy, atteinte d'une bronchite depuis deux années, toux continuelle, fut guérie de suite.

Mme Voillemin, âgée de 66 ans, de Noidant-le-Châtenoy, atteinte de bronchite, fut guérie.

M. Varney, carrier, âgé de 28 ans, de Cohons (Haute-Marne), atteint d'une bronchite depuis trois années, fut guéri.

M. Claudon-Brugnon, de Violot (Haute-Marne), certifie que son fils, âgé de neuf ans, atteint de bronchite chronique depuis trois ans, a été guéri.

M. Claude Jaugey, âgé de 73 ans, de Culmont (Haute-Marne), atteint de bronchite et asthme, a été guéri, ainsi que son petit-fils, atteint depuis plusieurs années d'une bronchite.

M. Drouot, âgé de 72 ans, de Culmont, atteint d'une bronchite depuis plusieurs années, a pu travailler à la campagne jusqu'à 88 ans.

M. Jourdheuil, âgé de 59 ans, meunier à Périgard, écart de Chalindrey (Haute-Marne), certifie qu'étant atteint d'asthme chronique avec oppression, essoufflement, l'empêchant de marcher et travailler depuis vingt années, a pu reprendre son travail, sa santé étant devenue bonne de suite.

M. Hyenveux, de Saquenay (Côte-d'Or), âgé de 60 ans, atteint depuis 10 ans d'oppression, a été soulagé de suite.

Mme Ve Fournier, âgée de 70 ans, atteinte d'asthme et de cancer, a été soulagée de suite.

Mme Baudot, de Culmont, certifie que sa

fille, âgée de 17 ans, atteinte d'une bronchite depuis quinze mois, a été guérie.

Faute de place, nous omettons les noms de plusieurs malades qui se sont servis avec avantage de ce médicament.

M. J.-B. Balland, des Archots, écart de Chalindrey, certifie que ses deux enfants, atteints fortement de coqueluche, ont été guéris de suite. Il en a été de même pour la petite fille de M. Alexandre Massotte, de Culmont, et aussi de Mlle A., de Chalindrey.

Ce remède guérit aussi les plaies causées par le froid : écoulement, engelures, gerçures, les cicatrise à l'instant, fait cesser la douleur de suite.

M. Defresse, employé de chemin de fer, à Chalindrey, certifie qu'étant atteint de plaies aux pieds et aux mains, par suite du froid de la gelée, a été guéri de suite.

M. Oudot, de Chalindrey, certifie que ses deux enfants, étant atteints de plaies causées par les engelures, ont été guéris de suite. Il en est de même des enfants de M. Auguste Perrot.

MM. Abel Magnier, Jeanvoine, Désiré Petit, de Chalindrey, certifient que leurs enfants, atteints de plaies causées par les engelures, ont été guéris. Il en est de même des enfants de M. Clément, de Chalindrey.

M. Chalmandrier, garde-forestier à Rivières-le-Bois (Haute-Marne), certifie que sa petite fille a été guérie des plaies causées par les engelures, en se servant de la découverte dont on vient de parler.

Membres cassés, entorses, foulures

Appliquer immédiatement les marcs de la formule des 6 médicaments sur les ruptures, où imbiber des linges et en envelopper les parties atteintes, en attendant le médecin qui doit les remettre à leur place.

Le 28 août 1890, l'auteur ayant laissé échapper de ses mains un objet de 14 kilogs environ, un os fut cassé, avec meurtrissure rougeâtre et bleuâtre ; la douleur fut très vive, l'enflure augmentait rapidement ; il appliqua les marcs des 6 médicaments sur la plaie, et la douleur cessa à l'instant même, l'enflure disparut presque aussitôt. 24 heures après, il s'est fait remettre l'os brisé, et l'opération a très bien réussi, vu qu'il n'y avait

plus d'enflure, et 23 jours après il a pu aller en voyage.

Il est utile d'avertir les lecteurs qui désireraient se procurer le précieux médicament découvert par J.-B.-I. Petité, de Chalindrey, guérissant les bronchites chroniques (celles même réputées jusqu'alors inguérissables), les rhumes, l'asthme et l'oppression, la coqueluche les plaies causées par le froid, les engelures, en faisant cesser la douleur et les cicatrisant de suite, de ne le demander nulle part. Prochainement le public connaîtra les dépositaires du remède.

Après avoir parlé de quelques maladies dont notre pauvre humanité est tributaire et des remèdes pour recouvrer la santé, ce précieux trésor, nous dirons quelques mots sur la nourriture dont elle doit faire usage.

Quelle est la composition du pain que les familles sujettes aux glaires, fièvres, rachitismes, scrofules de naissance, etc., doivent consommer ? Un pain fait avec un mélange de farine de blé, d'orge. d'avoine (pas de farine de seigle, elle les ferait dépérir, devenir maladives), moulu d'après l'ancienne méthode qui ne rejetait que le gros son de farine. Pourquoi ? Parce que, d'après les merveilleux perfectionnements auxquels on est arrivé pour moudre le blé, on sépare du grain les dernière enveloppes où est contenu le phosphate de chaux, germe qui reconstitue nos os, nos nerfs et notre sang, et prévient aussi la constipation. L'expérience nous apprend que les familles nourries ainsi dès l'enfance n'occupent guère les médecins, et si elles demeurent à la campagne, elles peuvent se livrer à tous les travaux, ainsi que l'expérience nous l'apprend. Nous pourrions donner des preuves.

Le pain fait avec la pure farine de blé sera toujours une nourriture sans rivale et sans concurrence possible pour nous donner du sang, nerfs et os et de la force (pain des forts), une constitution pourvu que cette céréale n'ait pas été avariée à sa récolte, que la meunerie n'ait pas rejeté les phosphates et germes de la farine et que la boulangerie n'ait pas changé le mode de panification ancien ; il doit toujours être la nourriture quotidienne.

Nous aurions beaucoup à dire sur la classification des pains, pain de commerce, pain de ménage, etc.

Les personnes convalescentes et celles qui sont âgées, dont les forces diminuent, qui désirent faire usage de certaines farines dites de santé (qui coûtent fort cher) et qui n'ont pas les moyens de les acheter, pourront les remplacer en prenant une cuillerée a bouche de haricots et une cuillerée de lentilles, surtout la petite rousse, autant que possible récoltés sur un terrain calcaire; les mettre dans l'eau, les faire bouillir au moins quatre heures, jusqu'à ce qu'ils soient cuits en pâte, assaisonner au gras ou au maigre pour en faire un bon potage, expérimenter le soir l'effet qu'il produira sur la santé; ces légument se vendent dans les épiceries. Le potage ne coûtera que quelques centimes. Plusieurs personnes se trouvent très bien d'en faire usage souvent, lorsque leurs forces commencent à diminuer.

Quand il nous arrive souvent d'avoir froid aux pieds, aux jambes. les bons repas les laissent gelés : ils ne nous ont été guère profitables. Le moyen à employer pour remédier à ce mauvais état de santé est de prendre quelques feuilles de choux verts ou rouges (cette variété qui végète pendant l'hiver dans les jardins), une feuille de bette, une feuille d'épinard, une d'oseille, on les fait cuire en assaisonnant au gras ou au maigre, on mange un fort potage et quelques instants après on sentira la chaleur dans les pieds; si on a mal aux dents, pour cause de névralgie, la douleur cessera aussitôt (I). Ce potage calme les rhumatismes, la goutte sciatique. On doit avertir que les expériences ne sont pas nombreuses; cependant les personnes qui s'en sont servies les trouvent concluantes.

Les personnes qui sont dans un état latent de fièvre ne doivent presque pas manger de porc frais ou salé; autrement la fièvre ne tarderait pas à faire sentir son effet.

Lorsque la cuisinière s'est versé de l'eau ou du bouillon en ébullition sur la main ou sur le bras, il faut laver à l'instant même les endroits brûlés avec de l'eau salée, écraser un ou plusieurs oignons, les mettre sur la brûlure, mettre deux cuillerées de graine de lin dans un peu d'eau et faire bouillir, ensuite y tremper un linge et envelopper les endroits brûlés. L'expérience a démontré que la peau n'avait fait que rougir sans s'altérer.

(1) M. Oudot-Varney, vigneron au Pailly (Haute-Marne), atteint depuis un mois d'une terrible névralgie, qui s'étendait jusqu'à l'épaule, compliquée de mal de dent, fut soulagé et guéri de suite sans rechute.

3ᵉ PARTIE

HYGIÈNE

Le linge de corps ne doit pas avoir d'odeurs; pour le lessivage du linge, plusieurs ouvrières se servent d'une nouvelle espèce de savon, sous le prétexte qu'il fait disparaître plus facilement les taches; on ne doit pas se servir de ce savon dans le lavage du linge de corps, c'est-à-dire des chemises, des draps de lit; la chaleur du corps et du lit provoquent des odeurs et des exhalaisons de produits chimiques qui produisent le gonflement des lèvres, des irritations aux gencives, dans le nez et au cerveau et peuvent occasionner de grands désordres dans la santé, surtout chez les personnes délicates.

Evitons de laver le linge lorsque les fontaines et les mares d'eau sont croupissantes.

L'auteur des découvertes dont nous venons de parler témoigne le désir que les malades auxquels ses travaux auraient procuré le soulagement ou la santé, continuent à l'employer, à éviter le mal et à faire le bien.

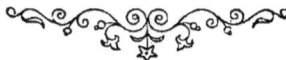

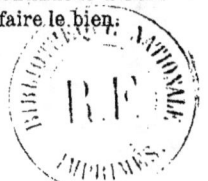

www.ingramcontent.com/pod-product-compliance
Lightning Source LLC
Chambersburg PA
CBHW050455210326
41520CB00019B/6222